CONTRIBUTION A L'ÉTUDE

DU

SALICYLATE DE MERCURE

DANS LE TRAITEMENT DE LA SYPHILIS

PAR

A. M. GALERIU

DOCTEUR EN MÉDECINE DE LA FACULTÉ DE PARIS

PARIS

OLLIER-HENRY, LIBRAIRE-EDITEUR

11, 13, RUE DE L'ÉCOLE-DE-MÉDECINE, 11, 13

1893

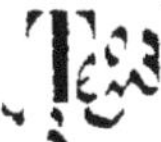

CONTRIBUTION A L'ÉTUDE

DU

SALICYLATE DE MERCURE

DANS LE TRAITEMENT DE LA SYPHILIS

PAR

A. M. GALERIU

DOCTEUR EN MÉDECINE DE LA FACULTÉ DE PARIS

PARIS

OLLIER-HENRY, LIBRAIRE-EDITEUR

11, 13, RUE DE L'ÉCOLE-DE-MÉDECINE, 11, 13

1893

A LA MÉMOIRE DE MON PÈRE

A MA MÈRE

A MON FRÈRE

A MON ONCLE PREOTULU MACARIE SOLESCU

Je vous dois tout et je n'oublierai jamais ce que vous avez fait pour moi. Agréez aujourd'hui ce travail comme faible témoignage d'une affection et d'une reconnaissance inaltérables.

A MES AMIS

A MON PRÉSIDENT DE THÈSE

MONSIEUR LE DOCTEUR DEBOVE

Professeur à la Faculté de Médecine
Médecin de l'hôpital Andral
Chevalier de la Légion d'honneur

CONTRIBUTION A L'ÉTUDE

DU

SALICYLATE DE MERCURE

Dans le traitement de la syphilis

INTRODUCTION

Tous les auteurs sont aujourd'hui unanimes à reconnaître l'efficacité et l'indication constante du mercure dans la syphilis à certaines de ses périodes ; mais en ce qui concerne le mode d'administration, l'accord est moins parfait.

On mercurialise les malades par les voies respiratoires et cutanée, au moyen des frictions ; cette méthode est moins utilisée qu'autrefois.

Toutefois elle peut rendre d'immenses services dans les cas où il faut agir contre des manifestations qui menacent l'existence. La voie digestive est celle que l'on met en jeu presque toujours. On peut reprocher à ces méthodes d'être peu exactes. On ne peut, en effet, avec elles, se rendre compte de la dose absorbée. Aussi beaucoup d'auteurs ont-ils cherché une méthode dans laquelle on pût doser exactement les quantités données, qui agît rapidement sur les accidents, et fût exempte de dangers. Nous voulons parler des injections hypodermiques.

Dans les cas d'urgence, dans ceux où la voie stomacale est impraticable, l'absorption cutanée insuffisante, les avantages de la voie hypodermique sont inappréciables.

Sans accepter certaines exagérations, ni considérer comme définitivement acquis les résultats merveilleux récemment publiés sur diverses applications de la méthode hypodermique, il nous suffira de citer l'efficacité des injections de sulfate de quinine dans le traitement des accès pernicieux, et la propriété que possèdent les injections de morphine de provoquer une sédation presque immédiate des douleurs de tous ordres, pour établir sans autre démonstration la légitimité de l'emploi de la méthode hypodermique dans nombre de cas déterminés. Malheureusement en ce qui concerne le mercure les inconvénients non constants mais possibles, inhérents à cette méthode, l'a empêchée jusqu'à présent de conquérir tous les suffrages. Mais le dernier mot n'a pas été dit. Les différentes préparations mercurielles se comportent d'une façon très variable à ce point de vue.

Nous avons cette année assisté aux expériences de M. Balzer sur le salicylate de mercure. Nous avons pu recueillir 12 observations que nous donnons plus loin : elles nous ont convaincu de l'efficacité de la bénignité des injections de ce sel insoluble. Nous pensons donc, en prenant pour sujet de notre thèse inaugurale ces faits intéressants, contribuer à l'extension d'une méthode qui donne à l'hôpital du Midi de bons résultats.

En terminant nos études médicales, nous considérons comme un devoir agréable à remplir, de témoigner notre reconnaissance aux maîtres qui nous ont guidé de leurs conseils et qui nous ont instruit.

Que nos anciens maîtres de l'école de Bucharest, en particulier MM. les professeurs Stoïcesco Petrini de Galatz et le Dr Floréa Théodoresco, médecin des hôpitaux de Bucharest, nous permettent de les remercier de la haute bienveillance qu'ils nous ont témoignée pendant nos premiers pas dans la carrière médicale.

Que nos maîtres dans les hôpitaux de Paris : MM. Jaccoud, Lancereaux, Hanot, Polaillon, veuillent bien accepter le faible témoignage de notre inaltérable reconnaissance pour leurs conseils éclairés. Ils nous ont largement fait bénéficier de leur expérience personnelle.

M. le professeur agrégé Quénu surtout, nous a touché profondément par sa bienveillance extrême. Nous lui garderons un souvenir ineffaçable.

Que M. Balzer, qui nous a donné l'idée de ce travail, veuille bien agréer l'assurance de notre profonde gratitude pour la complaisance si généreuse avec laquelle il nous a communiqué les éléments de notre thèse.

Nous prions notre bien cher maître, M. le professeur Grancher, d'accepter ici l'expression de notre profonde gratitude, pour le dévouement qu'il nous a montré dans de douloureuses circonstances ; qu'il soit persuadé que nous en garderons toujours le souvenir.

Enfin, il est un nom qui trouve ici une place bien légitime, celui de M. le Dr Lalesque, que je ne saurais trop remercier de son affectueux dévouement.

Nous adressons nos plus vifs remerciements à M. le professeur Debove pour l'honneur qu'il nous a fait en acceptant la présidence de cette thèse.

CHAPITRE PREMIER

HISTORIQUE.

Le salicylate de mercure a été chimiquement étudié pour la première fois par les professeurs Lajoux et Grandval en 1881.

En 1886, l'étudiant Brésilien Duprat, externe des hôpitaux de Paris, a présenté à la Société de Biologie de cette ville, dans la séance du 21 mars, une note intitulée : *De l'action physiologique du salicylate de mercure*, dans laquelle il rapporte les expériences faites par lui avec ce sel, qu'il a essayé exclusivement sur des grenouilles ; mais il n'existait encore aucune étude sur l'action thérapeutique de cette préparation, car les travaux de Lajoux, de Granval et de Duprat, n'ont trait qu'au côté chimique et à l'action physiologique, lorsque dans le mois de juillet 1886 le professeur Silva Araujo l'a introduite dans la thérapeutique.

Le professeur Araujo a été conduit à faire fabriquer le salicylate de mercure en partant de ce principe que, la syphilis étant une affection parasitaire, l'union de deux puissants parasiticides, tels que l'acide salicylique et le mercure, devait la combattre avec les meilleurs résultats. Dans les premiers essais, le Dr Araujo a commencé à employer la nouvelle préparation mercurielle avec la plus grande prudence. Ainsi, à son premier malade (une femme affectée de syphilis tertiaire), il a donné un milligramme en 24 heures en pilules. De cette dose minima, il est allé graduellement jusqu'à des pilules de 28 milligrammes chacune, dont il administre une, deux ou même trois, selon la gravité des cas. Voilà la formule de ses pilules :

Salicylate de mercure . . 0,01 cent.
Extrait de réglisse }
Poudre de réglisse } q. s.

Le même médicament a été employé en injections hypodermiques dans la proportion de 5 à 10 milligrammes pour 10 grammes d'eau distillée.

On l'emploie aussi comme topique pour l'usage externe dans le traitement de certaines affections syphilitiques à la dose 50 centigrammes à 2 grammes de salicylate pour 30 grammes de vaseline.

Mais ce n'est pas seulement dans la syphilis que le salicylate de mercure a rendu de grands services. Dans la blennorrhagie (Schwimmer, Plumert et Vacher), dans certaines dermatoses parasitaires (eczéma marginé de Hebra, pityriasis circiné de Vidal, sycosis parasitaire, pityriasis versicolore, teigne faveuse, teigne tondante) dit le professeur Araujo, le salicylate de mercure se manifeste avec une énergie qui ne le cède en rien à celle des plus puissants parasiticides dont on fait généralement usage.

Depuis que le résultat des études du Dr Silva Araujo a été connu, plusieurs autres médecins ont employé le salicylate de mercure toujours avec succès. Le Dr Moura Brozil et son chef de clinique le Dr Neves da Rocha, ont obtenu avec ce médicament d'excellents résultats dans un grand nombre d'affections du globe oculaire d'origine syphilitique.

Eich, Jadasshon, Zeising, Karl Szadek en Allemagne, Neumann à Vienne sont les auteurs qui ont employé les injections hypodermiques de salicylate de mercure dans la syphilis. Ils n'obtinrent que des résultats encourageants qui furent publiés en 1888, 1889, 1890.

Dans le service du professeur Leichtenstern à Cologne le Dr Eich, assistant de la clinique des maladies cutanées et syphilitiques, fit paraître en 1890 un intéressant travail sur la question. Nous le résumerons rapidement. La solution employée d'abord par Eich est une émulsion à 10 pour 100, préparée en faisant suspendre 10 grammes de la substance dans 100 grammes de parafine.

De cette préparation il injectait aux malades tous les huit jours un centigramme de salicylate de mercure. Plus tard il est allé jusqu'à 0,12-0,15 centigrammes de salicylate en deux injections par semaine.

Les 2049 injections de Eich se répartissent sur 376 patients qui reçurent en moyenne 6-7 injections.

Dans les cas moyens 6-7 injections suffirent pour faire disparaître tous les symptômes ; dans les cas plus graves on dût aller à 21 injections, et dans quelques cas il ne put arriver à un résultat favorable. Eich conclut que le salicylate de mercure est un composé de mercure meilleur pour les injections sous-cutanées que l'huile grise ; que son action antisyphilitique est plus rapide et que la durée du traitement est plus courte (27 jours) que dans les autres moyens antisyphilitiques.

Jadasshon et Zeising à la clinique de Neisser (Breslau) ont obtenu des résultats identiques. Nous les résumons de la façon suivante :

1° Les injections intra-musculaires faites avec des liquides (l'huile de vaseline) tenant en suspension ce sel au titre de 10 pour 100 déterminent rarement des douleurs et des infiltrats, et ces derniers, quand ils existent, sont si peu considérables, qu'aucun autre sel insoluble de mercure ne saurait lui être comparé.

2° Les injections font disparaître les diverses manifestations de la syphilis avec une rapidité et une énergie très grandes.

3° Six à huit injections de 10 centigrammes du

sel représente une quantité de mercure suffisante pour le premier traitement.

Herxheimer a aussi employé les injections de salicylate de mercure. Il a rejeté le calomel et l'oxyde jaune à cause des douleurs très-intenses que ces sels employés en injections provoquent trop souvent. Sur 230 injections de salicylate de mercure faites à 38 personnes on n'a observé que deux fois un infiltrat notable et une seule fois des douleurs violentes.

Epstein sur 42 cas traités par le salicylate de mercure n'a observé que trois fois des troubles intestinaux légers et deux érythèmes polymorphes. Petersen qui avait vu les mauvais effets des frictions employées à l'hôpital, le nombre considérable de stomatites qui les suivaient, s'est montré tout-à-fait partisan des injections mercurielles qui constituent un traitement hors de pair pour les services hospitaliers.

Sur 1,300 cas, 500 traités par le calomel, 500 avec l'oxyde jaune et 300 avec le salicylate de mercure, les résultats ont été les suivants : Le calomel a donné 20 0/0 de stomatites. Avec l'oxyde jaune on est arrivé à un nombre insignifiant d'accidents et après l'emploi du salicylate on n'a plus eu de stomatite.

Welander, Arthur Plumert, ont aussi insisté sur les avantages des injections de salicylate de mercure.

Dans la section syphilitique de l'hôpital militaire

de Bucharest M. le Dr Colonel Gr. Dianu se trouve très bien de l'emploi du salicylate de mercure en injections intra-musculaires. Il a fait paraître ses résultats à ce sujet par son élève Stoenesco dans la *Gazette médicale*. Spitalulu. A Jassi, les Drs Otremba, Juliano, ont expérimenté aussi le salicylate de mercure. Tous ces auteurs sont unanimes à faire l'éloge du produit.

M. Balzer est le premier qui ait employé le salicylate de mercure en France. Les premiers essais ont été faits en 1889 à l'hôpital de Lourcine par M. Balzer en collaboration avec M. Thiroloix. Le salicylate de mercure avait été préparé par M. Joly, interne du service. De nombreuses observations furent recueillies la plupart favorables à l'administration du nouveau sel. Il agissait surtout très énergiquement sur les éruptions érythémateuses. Son action rapide parut comparable à celle du calomel. Mais les malades du service se plaignaient de douleurs plus vives que lorsqu'on injectait l'huile grise, en sorte qu'après une série d'observation M. Balzer revint à l'usage de cette préparation. Je m'associe entièrement à mon maître pour dire au début même de ma thèse : « Je n'ai nullement la prétention d'apporter une panacée ou de révéler le meilleur des agents mercuriques. » J'ajouterai seulement que le principe de l'injection d'un sel mercuriel insoluble étant admis, je tiens le salicylate de mercure comme un des plus puissants agents antisyphilitiques, et c'est ce que je m'efforcerai de démontrer.

CHAPITRE II

COMPOSITION CHIMIQUE.

Préparation du salicylate de mercure. — Nous empruntons la composition chimique et la préparation du salicylate de mercure aux travaux importants de M. Lajou et Grandval, professeurs à l'école de médecine de Reims :

L'acide salicylique est un acide phénol et sa formule peut s'écrire :

$$C^6H^4\left\{\begin{matrix}CO^2H\\OH\end{matrix}\right.$$

De cette fonction double il résulte que, comme acide monovalent, il peut décomposer les carbonates et former une première catégorie de sels en échangeant l'atome d'hydrogène du groupe co^2H contre un atome de métal monoatomique :

Ces sels ont pour formule générale :

$$C^6H^4\left\{\begin{matrix}CO^2M'\\OH\end{matrix}\right.$$

Si le métal est diatomique la formule devient :

$$\left(C^6H^4\left\{\begin{matrix}CO^2\\OH\end{matrix}\right.\right)^2M''$$

Ces sels sont les salicylates normaux.

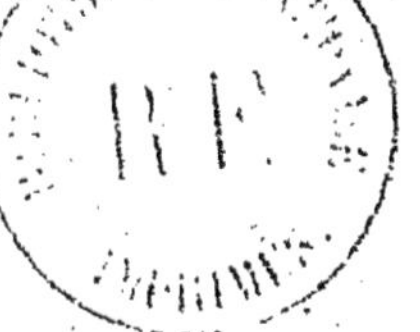

Comme phénol, il possède la propriété de remplacer l'hydrogène du résidu halogénique OH par un atome de métal monoatomique ; il en résulte que les salicylates dérivés de la fonction acide peuvent encore former directement avec les bases ou par voie de double décomposition une deuxième catégorie de sels dits neutres qui ont pour formule générale.

$$C^6H^4\begin{cases}CO^2M\\OM\end{cases}$$

Ces sels sont peu stables et ramenés par l'acide carbonique à l'état de sels normaux.

En appliquant ces données théoriques au salicylate de mercure, nous voyons qu'il doit exister deux salicylates mercuriques et deux salicylates mercureux.

I. — *Salicylates mercuriques.*

$$(a)\ \left(C^6H^4\begin{cases}CO^2\\OH\end{cases}\right)^2H''$$

$$(b)\ CH\begin{cases}CO^2\\O\end{cases}>Hg''$$

II. — *Salicylates mercureux*

$$(a)\ \left(C^6H^4\begin{cases}CO^2\\OH\end{cases}\right)Hg'^2$$

$$(b)\ C^6H^4\begin{cases}CO^2\\O\end{cases}>Hg''^2$$

A. — *Salicylates mercuriques.*

La première idée qui se présente à l'esprit pour préparer les salicylates mercuriques est d'essayer l'action du salicylate d'argent sur le chlorure mercurique. Mais ce procédé est impraticable en raison de l'insolubilité ou la presque insolubilité des salicylates que l'on ne peut séparer du chlorure d'argent.

On a alors essayé de préparer le salicylate mercurique par double décomposition en faisant réagir une molécule de salicylate de soude normale sur une solution bouillante de chlorure mercurique. Par le refroidissement, il se produit un précipité blanc, amorphe, relativement peu abondant.

Cependant les réactifs, même l'acide sulfhydrique, n'indiquent aucune trace de mercure dans la liqueur, qui est acide.

C'est que le mercure combiné à l'acide salicylique est complètement dissimulé ; pour le déceler par voie humide, il faut chauffer légèrement le salicylate avec de l'acide sulfurique concentré jusqu'à ce que la matière devienne couleur chair, puis on additionne d'eau ; tout se dissout et la liqueur se décolore. Le mercure peut alors se reconnaître dans la solution par les réactifs ordinaires. L'analyse du précipité ainsi traité montre qu'il est constitué par le salicylate neutre.

$$C^6H^4\begin{cases}CO^2\\O\end{cases}>Hg''$$

Cette formule rend compte jusqu'à un certain point de la dissimulation du mercure, car on voit que le mercure (*Hg''*) biatomique sert de chaineau entre l'oxygène et le groupe co^2.

Comme nous l'avons dit plus haut, le précipité ne contient qu'une faible proportion de mercure du chlorure mercurique qui a servi à le préparer ; le reste doit rester dissous dans la liqueur, mais à quel état ?

Les propriétés du salicylate précipité vont le montrer : il est insoluble dans l'eau, mais soluble dans une solution de sel marin, insoluble dans l'acide salicylique. Ces propriétés nous montrent que la liqueur doit retenir la plus grande partie du salicylate de mercure à la faveur du sel marin qui y est dissous ; l'acidité est due à l'acide salicylique libre.

La réaction peut être exprimée par l'équation :

$$2\left(C^6H^4\begin{cases}CO^2Na\\OH\end{cases}\right)+Hgcl^2=C^6H^4\begin{cases}CO^2\\O\end{cases}>Hg''+2Nacl+C^6H^4\begin{cases}CO^2H\\OH\end{cases}$$

Cette réaction est fort intéressante au point de vue théorique, car elle montre que le salicylate neutre est plus stable que le salicylate normal, fait contradictoire avec ce qu'on a admis jusqu'ici, à savoir que les sels normaux sont plus stables que les sels neutres.

Préparation du salicylate mercurique neutre. — L'expérience précédente ne nous donne pas un procédé de préparation régulière de salicylate mercurique ; on a essayé de produire ce corps en faisant réagir l'acide salicylique sur l'oxyde jaune de mercure. D'après la théorie, pour préparer ce sel, il faut employer une molécule d'oxyde mercurique pour une molécule d'acide. Mais dans la pratique, on remarque que si on traite en présence de l'eau et à l'ébullition une molécule d'oxyde jaune de mercure, récemment précipitée par une molécule d'acide salicylique, aucune combinaison ne se produit et la teinte jaune de l'oxyde ne s'affaiblit pas sensiblement ; si alors on ajoute au mélange sans interrompre l'ébullition une nouvelle quantité d'acide salicylique, la teinte jaune diminue et disparait complètement quand on a ajouté une seconde molécule d'acide. On obtient en définitive une masse blanche, qui par le repos et refroidissement, se sépare en deux couches, l'inférieure très dense et amorphe, la supérieure cristalline et formée d'aiguilles entrelacées qui ne sont autre chose que de l'acide salicylique libre. Le tout est recueilli sur un filtre sans plis, lavé à l'eau bouillante et préférablement à l'éther qui est le meilleur dissolvant de l'acide salicylique.

Les lavages doivent être prolongés, jusqu'à ce que l'éther n'abandonne plus de résidu à l'évaporation, ce qui est fort long. La matière amorphe, d'une blancheur éclatante, qui reste sur le filtre, constitue d'après l'analyse le salicylate signalé plus haut :

$$C^6H^4\begin{cases}CO^2\\O\end{cases}>Hg'$$

Pour préparer ce sel, il faut donc employer une quantité d'acide salicylique double de celle qu'indique la théorie. Ce fait remarquable n'est que la confirmation de l'équation que nous avons donnée à propos du mode d'action du salicylate de soude normal sur le chlorure mercurique.

Nous avons déjà donné quelques propriétés de ce corps : dissimulation complète du mercure, insolubilité dans l'eau, l'éther, l'alcool, solubilité dans le sel marin. Nous ajouterons qu'il se dissout dans les solutions aqueuses d'iodure de potassium, qu'il est extrêmement soluble dans le cyanure de potassium. Si l'on fait passer un courant prolongé d'acide sulfhydrique dans cette dernière solution la liqueur noircit à la longue, puis laisse déposer du sulfure de mercure.

Préparation du salicylate de mercure normal. — On obtient ce salicylate en précipitant une solution étendue de salicylate de soude normal en excès par une solution étendue d'azotate mercurique.

Le précipité blanc obtenu est recueilli sur un filtre sans plis et soumis à des lavages prolongés à l'eau froide, dans le but d'éliminer l'excès de salicylate de soude et l'acide salicylique mis en liberté par l'acide azotique libre. Les lavages sont arrêtés quand le liquide qui s'écoule ne colore plus le chlorure ferrique.

La composition de ce précipité correspond à la formule du salicylate mercurique normal.

$$\left(C^6H^4\begin{cases}CO^2\\OH\end{cases}\right)^2Hg''$$

Nous ne parlerons pas de deux autres salicylates mercureux qui ne rentrent pas dans le sujet de notre thèse.

MODES D'ADMINISTRATION.

Nous n'avons expérimenté le salicylate de *Hg* que dans le traitement de la syphilis, mais son emploi a été en outre recommandé dans d'autres maladies sous diverses formes.

Nous n'avons voulu l'étudier dans cette thèse que dans le traitement de la syphilis et encore nous avons dû limiter son étude à la pratique des injections de salicylate de *Hg* administré en nature, en simple suspension dans la vaseline liquide. On peut également l'administrer en injections solubles, car le salicylate de *Hg* se dissout facilement en l'additionnant d'une faible quantité de bicarbonate de soude, ou bien encore le prescrire pour le traitement par ingestion sous forme de pilules, aux mêmes doses que le calomel. Mais ces divers modes d'administration offraient à nos yeux moins d'intérêt que les injections massives.

Nous étudierons donc successivement la technique de l'injection et les effets locaux et généraux du salicylate de mercure.

TECHNIQUE DE L'INJECTION.

Lieux d'injections. — L'injection peut être pratiquée partout où il existe un tissu cellulaire sous-cutané lâche et abondant. Mais la meilleure région pour faire la piqûre est la région fessière, dans son tiers postérieur, où l'on peut enfoncer l'aiguille d'un coup en plein muscle sans risquer de blesser aucun organe important.

A quelle profondeur doit-on enfoncer l'aiguille. Tout le monde est d'accord pour dire qu'il faut absolument dépasser la peau dont le tissu serré ne se prêterait nullement à l'absorption de la quantité assez notable du liquide injecté.

Quant à nous, nous avons toujours fait la piqûre dans la région fessière à quatre travers de doigt au moins en arrière et au-dessus du grand trochanter sans faire de pli à la peau. L'injection peut être faite dans le tissu musculaire ou dans le tissu cellulaire sous-cutané. L'injection intramusculaire nous paraît de beaucoup préférable comme étant moins douloureuse. De plus le tissu musculaire absorbe plus facilement le mercure que le tissu cellulaire.

Avec une aiguille de trois centimètres enfoncée verticalement jusqu'à l'armature, on arrive sûrement dans la profondeur du muscle ; si le malade est d'un embonpoint considérable on déprimera un peu la peau en pressant sur l'armateur de l'aiguille au moment où l'on fera l'injection.

Il faudra aussi qu'on change chaque fois de côté, faire l'injection un jour à droite, la suivante à gauche, et ainsi de suite, afin de permettre au malade de varier son décubitus latéral et laisser le temps à la douleur qui suit l'injection de s'éteindre.

Une précaution indispensable est de s'enquérir de l'état des reins avant de faire l'injection. On ne s'exposera pas en effet à donner du mercure sous la peau à un homme atteint d'insuffisance rénale ; pour M. Balzer l'examen des urines doit précéder tout traitement mercuriel, quel qu'il soit, si l'on ne veut pas être surpris par des intoxications parfois formidables.

Véhicule. — M. Balzer emploie l'huile de vaseline depuis le mois d'août 1886. L'huile de vaseline est un excellent véhicule ; mais les autres huiles donnent également de très bons résultats. L'huile de vaseline est un produit inaltérable, n'irritant pas les tissus. On peut, en effet, en injecter un centimètre cube sous la peau, ainsi que l'a fait M. Balzer, sans déterminer aucune réaction inflammatoire ; injectée à dose très forte, elle finit par devenir irritante. L'huile de vaseline est absorbée très lentement, et, en enrobant le salicylate, elle retarde son absorption, et par cela même les phénomènes de réaction sont moins accusés. L'injection employée au Midi se prépare suivant la formule suivante :

Salicylate de mercure, 1 gramme.

Huile de vaseline, 10 centimètres cubes.

Un centimètre cube, c'est-à-dire une seringue de Pravaz, contient donc 10 centigrammes de salicylate de mercure.

Le mélange préparé à l'avance est enfermé dans un flacon bouché à l'émeri. Lorsqu'on veut faire l'injection on agite vivement le flacon de manière à rendre le mélange homogène. La seringue est une seringue ordinaire de Pravaz montée en caoutchouc ; les montures en or ou en argent seraient attaquées par le mercure. Elle est parfaitement propre et a été lavée avec de l'eau phéniquée à 5 pour 100. Les canules ont 3 centimètres de long au moins. Leur lumière a un diamètre un peu supérieur à celui des canules ordinaires. Sans cette précaution, elles seraient souvent obstruées par des dépôts de salicylate de mercure. Elles ont été lavées à l'alcool et sont parfaitement sèches, de telle façon qu'on puisse voir la lumière facilement en regardant par l'armature. Il y a une canule pour chaque injection à pratiquer.

Manuel opératoire. — Le malade se couche

sur le côté. Il faut que la cuisse soit droite, dans le prolongement du tronc. On lave soigneusement à l'alcool la partie où l'on doit faire l'injection. On doit prévenir le malade qu'il ressentira une légère douleur au moment où l'on enfoncera l'aiguille, afin d'éviter les mouvements involontaires qui pourraient troubler l'opération.

On introduit dans la seringue la quantité de liquide qu'on veut injecter (nous avons injecté tous les cinq jours 5 centigrammes). On enfonce d'un coup sec la canule dans la fesse du malade à quatre bons travers de doigt en arrière et au-dessus du grand trochanter sans faire de pli à la peau. L'aiguille en place, on attend un instant, et si par hasard on est tombé dans un vaisseau, on en est averti en voyant une goutte de sang sourdre à l'orifice externe. Si cet accident arrive, on doit retirer l'aiguille et l'enfoncer à côté. Cette précaution nous paraît indispensable, ainsi qu'à M. Besnier et Balzer. La canule étant en place, on pousse très-lentement le piston. L'injection faite, on pince la peau sur la canule que l'on retire vivement. Cette précaution a pour but d'empêcher le liquide de refluer dans le trajet de l'aiguille et de causer des abcès canaliculaires. Pour tout pansement on applique une rondelle d'emplâtre de Vigo.

Phénomènes locaux. — Disons tout d'abord que nous n'avons jamais eu d'abcès ni même de menaces d'abcès. Au moment de l'injection nulle douleur, la douleur de la piqûre elle-même est toujours légère et fugace. Ce n'est que quelques heures après que les malades ressentent une tension au niveau du foyer de l'injection. Cette douleur est toujours facilement supportable. Son intensité est très variable. Dans la majorité des cas elle est nulle. Parfois elle est moyenne, supportable, n'empêche pas les malades de dormir sur le côté où l'on a fait l'injection. Elle reste en général localisée et ce n'est que très rarement qu'elle s'irradie au loin. Cette douleur n'a duré qu[illegible]s rarement plus de 24 heures. Le lieu de l'injection reste sensible à la pression pendant quelques jours. Ce phénomène douloureux est accompagné de symptômes objectifs. La peau de la fesse peut rester normale ou être rouge, chaude, œdématiée.

Ces phénomènes durent deux ou trois jours au plus, au bout desquels la tuméfaction complètement disparue, est remplacée par un petit noyau un peu dur, gros comme une lentille. Ce noyau persiste lui-même pendant un temps qui varie beaucoup suivant les sujets. Chez les uns il disparaît au bout de huit jours, chez d'autres il peut persister plus d'un mois. Ce nodus, suivant M. Balzer, serait produit par une inflammation avec nécrose plus ou moins étendue des tissus, qui est due elle-même à l'action coagulante exercée par le sel mercuriel et à l'oblitération des vaisseaux périphériques. M. Balzer pense que ce nodus et ces infiltrats existent toujours, qu'ils sont inévitables, et que si nous ne les sentons pas c'est que l'épaisseur des parties molles qui le sépare de nos doigts rend toute sensation difficile. Voilà à quoi se réduisent en général les phénomènes locaux, pourvu que l'injection soit bien faite.

Phénomènes généraux. — Nous n'avons jamais vu de stomatites, ni moi, ni M. Balzer, dans les précédents essais faits à Lourcine. Mais il nous semble ainsi qu'à certains auteurs (Lang, Hartung et Balzer) que toutes ces stomatites peuvent s'expliquer par le mauvais état de la bouche antérieur à l'injection. Aussi tout malade présentant une dentition à peu près convenable et des gencives saines est-il soumis aux injections de salicylate de mercure. Au contraire tous ceux qui ont la bouche en trop mauvais état, qui présentent des gencives un peu rouges, avec symptômes de gingivite imminente ou qui ont de nombreuses dents cariées avec dépôts de tartre considérable, tous ces malades sont traités par les pilules. L'état défectueux de la bouche nous paraît donc avoir une influence considérable sur la production de la stomatite. Eich n'a vu que deux stomatites légères sur 376 cas. Plumert un seul cas, Hahn observa moins de stomatites qu'avec le calomel; Neumann n'a jamais vu ni gingivite, ni salivation, ni stomatite. Szadek observa une seule stomatite sur 400 cas. Rien à noter du côté de l'appareil digestif.

Nous n'avons observé ni malaises intenses, ni

douleur de tête. Jamais je n'ai constaté d'élévation de température. Sur ce point nos résultats ne concordent pas avec ceux des auteurs allemands, Petersen et Lesser (Leipzig), qui dans certains cas et surtout à la première injection ont signalé une élévation de température.

Pour Rosenthal et Petersen, il est de toute nécessité d'examiner les urines des malades soumis au traitement mercuriel, pour se rendre compte de l'élimination certaine, continue, du médicament introduit sans interruption dans l'économie.

Nous avons trouvé le mercure dans les urines 24 heures après la première injection de salicylate de mercure et pour l'y trouver nous nous sommes servi du procédé de Witz encore peu répandu malgré sa commodité. Nous croyons devoir rappeler ici ce procédé. Il comprend trois temps :

1° La destruction des matières organiques ;

2° La filtration du liquide dans un appareil spécial ;

3° La transformation du mercure en biiodure.

1° *Destruction des matières organiques.* — 500 cc. d'urine acidulée par l'addition de 10 cc. d'acide chlorhydrique pur sont chauffés dans un ballon jusqu'à ébullition avec 15 à 20 cc. d'une solution saturée de permanganate de potasse cristallisé et pur. Aussitôt que l'ébullition est atteinte, le mélange commence à se décolorer. La décoloration est rarement complète d'emblée ; aussi est-on souvent obligé d'ajouter une nouvelle quantité de permanganate (10 cc. environ), après avoir laissé un peu se refroidir le mélange, et de le porter de nouveau à l'ébullition. On répète cette opération plusieurs fois de suite, en ajoutant des quantités de plus en plus faibles de permanganate jusqu'à décoloration complète de la masse, qui doit finalement ressembler à de l'eau distillée. Si le permanganate est en excès (ce dont on se rend compte lorsque le liquide ne s'éclaircit pas, ou lorsqu'il contient des flocons résistant même à une ébullition de 30 minutes), on laisse le liquide se refroidir un peu, puis on y ajoute quelques centimètres cubes d'acide chlorhydrique et on porte à l'ébullition.

2° *Filtration du liquide dans un appareil spécial.* — L'urine, complètement décolorée, est versée dans un entonnoir, à la douille duquel on a préalablement attaché à l'aide d'un segment de tube en caoutchouc, un tube de verre de 10 centimètres de long sur un centimètre et demi de diamètre, renfermant une spirale conique en fil de cuivre rouge de 25 tours de spire et de un centimètre de hauteur. L'extrémité libre du tube est étirée et se termine par un orifice de 1 millimètre, orifice suffisant d'une part pour le passage du liquide et d'autre part pour retenir la spirale. Grâce à ce petit système, qui constitue avec l'emploi du permanganate de potasse la partie originale du procédé de Witz, chaque goutte d'urine versée dans l'entonnoir entre en contact intime avec la spirale de cuivre et le mercure contenu dans l'urine s'amalgame sur la spirale. Dans les cas exceptionnels, la spirale prend après la première filtration un aspect argenté caractéristique. Généralement il faut filtrer deux et trois fois avant d'observer des modifications importantes de la spirale.

3° *Transformation du mercure en biiodure.* — La spirale amalgamée est retirée du tube mobile, séchée avec une compresse en toile et introduite dans un petit tube fermé à l'une de ses extrémités, présentant 4 centimètres de longueur et 2,5 millimètres de diamètre. On aplatit la spirale à l'aide d'une petite baguette en bois. A un centimètre de distance de la spirale et du côté ouvert du tube, on introduit un petit cristal d'iode. On chauffe légèrement le bout du tube renfermant la spirale sur la flamme d'une lampe à l'alcool. Il se forme aussitôt, entre le cristal d'iode et la spirale, des anneaux rouges et jaunes d'iodure de mercure. Suivant la quantité d'iode introduite dans le tube, les anneaux sont bruns, rouges ou jaunes. Si l'on chauffe avec beaucoup de précaution les anneaux bruns, l'iode qu'ils renferment se volatilise et il reste des anneaux rouges de biiodure de mercure. Les anneaux rouges, ainsi que les jaunes, se volatilisent lorsqu'on chauffe plus fortement. Mais ils se déposent immédiatement sur les parties plus froides et ils prennent alors une couleur rouge, qui toutefois, suivant les circonstances, peut passer au jaune. Les anneaux jaunes sont formés par une combinaison de protoiodure et de biiodure de mercure. Ils prennent naissance si l'iode a été ajouté en quantité insuffisante pour former du biiodure de mercure ; si alors on introduit dans le tube un autre petit cristal d'iode et si l'on chauffe, les anneaux jaunes se transforment facilement en anneaux rouges. Ces derniers doivent seuls être considérés comme caractéristiques.

Avantages et inconvénients des injections. Leurs indications et leurs contre-indications.

A. — *Avantages.*

A l'exemple du professeur Fournier (cité par Sibilat), nous diviserons les avantages en : avantages pratiques ; avantages médicaux.

A. — *Avantages de pratique.*

1° Exclusion de toute supercherie.

2° Simplicité, commodité, propreté, ne vicie pas l'air, bon marché.

3° Rareté de l'intervention. Méthode secrète.

B. — *Avantages médicaux.*

1° Le traitement n'a d'action directe ni sur les voies digestives ni sur la peau.

2° Possibilité d'extérioriser les malades.

3° Dosage exact, absorption sûre.

4° Action rapide, énergique, constante.

Les inconvénients de la méthode sont indiscutables, mais on les a souvent exagérés. L'injection est douloureuse, c'est un fait indiscutable, mais le plus souvent on n'a qu'un simple endolorissement de la région n'empêchant pas la marche ; les nodosités sont inévitables, mais en faisant les injections assez profondément, on ne les sent plus à l'extérieur et elles ne gênent pas le malade. Quant aux abcès tous les observateurs qui ont expérimenté le salicylate de mercure n'en ont jamais signalé. Aussi croyons-nous que malgré l'inconvénient de la douleur la méthode de traitement de la syphilis par les injections de salicylate de mercure peut devenir une méthode usuelle.

Comme indication nous croyons pouvoir dire que la méthode des injections par le salicylate de mercure sera employée avec avantage toutes les fois qu'il s'agira de faire pénétrer dans l'organisme le mercure d'une façon énergique et quelque peu suivie. C'est dire qu'elle est applicable à la grande majorité des cas de syphilis; soit que l'on ait à faire disparaître des accidents en voie de développement, soit que l'on veuille s'attaquer à la syphilis elle-même et non à ses manifestations, et prescrire un traitement de quatre ans comme le veut le professeur Fournier.

Dans tous ces cas cette méthode ne le cède en

rien à toutes les autres par la rapidité et la sûreté de son action et conserve tous ses avantages.

Les contre-indications à la méthode des injections de salicylate de mercure sont peu nombreuses. L'albuminurie est une contre-indication formelle à l'emploi des injections, à moins qu'on ne puisse reconnaitre qu'elle est d'origine syphilitique, dans ce cas même le traitement par la méthode stomacale devra être surveillé avec beaucoup de soin. L'élimination se faisant mal, le mercure s'accumule dans l'économie et peut déterminer facilement des accidents. Les injections de salicylate de mercure seront contre-indiquées chez les tuberculeux et chez les cachectiques qui sont très sujets à la salivation et à la stomatite. Dans le même ordre d'idée, d'après M. Balzer, un mauvais état de la bouche constitue également une contre-indication absolue, et chaque fois qu'il se trouve devant un malade présentant, soit un grand nombre de dents cariées, soit une accumulation de tartre, soit des gencives rouges, un peu fongueuses et saignant facilement il s'abstient des injections de salicylate de mercure et prescrit le traitement par les pilules, jusqu'à ce que la bouche soit remise en bon état par le dentiste.

CHAPITRE III

RÉSULTATS DE NOS OBSERVATIONS. ACTION THÉRAPEUTIQUE SUR LES ACCIDENTS DE LA SYPHILIS.

Les résultats thérapeutiques, obtenus par les différents auteurs qui ont expérimenté la méthode des injections de salicylate de mercure, sont de nature à satisfaire les plus difficiles. Les résultats obtenus par Eich, ceux de Jadassohn et Zeising à la clinique de Neisser (de Breslau) ceux de Plumert et Neumann concordent avec ce que nous avons pu voir nous-même dans le service de M. Balzer. Nous allons examiner successivement l'action sur chacune des variétés de manifestations de la syphilis.

Cependant nous devons faire remarquer que dans le service de M. Balzer, comme dans tous les services du Midi d'ailleurs, on n'observe presque uniquement que les manifestations primitives ou secondaires de la vérole ; les cas de syphilis tertiaires sont infiniment rares. Il en est de même pour les affections viscérales nerveuses et oculaires de la syphilis. Aussi n'y a-t-on pas encore trouvé l'occasion d'éprouver sur elles l'action du salicylate de mercure.

D'ailleurs si les auteurs ne sont pas complètement muets sur les résultats obtenus contre la syphilis tertiaire, ils ne donnent néanmoins que des renseignements peu circonstanciés, tout-à-fait isolés, qui ne permettent pas de se faire une idée arrêtée sur l'efficacité de cette méthode contre les accidents tertiaires.

Nous avons fait nous-même 35 injections à 12 malades. Chaque malade a reçu en moyenne de 2 à 4 injections. Sur ces observations nous n'avons eu qu'un seul cas d'iritis. Le malade est rentré dans le service pour une stomatite mercurielle avec ulcérations des joues et de la langue. Quinze jours après son entrée il lui survint une iritis de l'œil gauche. M. Balzer l'a soumis d'abord aux pilules de proto-iodure de mercure, puis aux injections de salicylate de mercure, et au bout de 19 jours, après quatre injections, le malade est sorti complètement guéri. Tous les autres cas sont relatifs à des manifestations de la période primaire et secondaire : chancres syphilitiques, roséole, syphilides, plaques muqueuses, anus, bouche et pharynx. En résumé, sur 12 malades traités par le salicylate de mercure nous avons eu 10 succès complets. Les malades sont sortis n'ayant plus traces des lésions constatées à l'entrée.

Deux ont quitté le service très améliorés. La

durée moyenne du traitement a été de 10 à 20 jours.

Une question se pose maintenant. Pendant combien de temps l'action du médicament persiste-t-elle? D'après Eich elle ne serait pas tardive; aussi les récidives seront-elles plus fréquentes. Dans tous les cas, pas plus que les autres composés mercuriels, le salicylate de mercure ne supprime pas les récidives. Aussi bien la méthode des injections de salicylate de mercure n'a-t-elle pas la prétention de guérir la syphilis. Elle est purement et simplement un procédé de mercurialisation; c'est un mode d'action dont pourront se servir aussi bien ceux qui, comme le professeur Fournier, estiment que l'organisme doit rester imprégné de mercure pendant plusieurs années que ceux qui ne mettent leur ambition qu'à faire disparaître les accidents quand ils se sont produits. Si l'on compare les malades soumis à ces injections à ceux qui sont maintenus au régime de l'absorption stomacale, on est frappé de voir combien les premiers guérissent rapidement. Le salicylate de mercure a donc une action très-promptement curative sur la syphilis, puisqu'il suffit en moyenne de 2 à 4 injections, c'est-à-dire 10 à 20 centigrammes de sel pour effacer et atténuer les manifestations secondaires de la vérole.

Quant aux accidents tertiaires et tardifs de la syphilis d'après Silva Araujo, Plumert, Jadassohn et Zeising, le salicylate de mercure agit efficacement, et les injections pratiquées auraient une influence curative considérable.

Ce médicament peut être associé à l'iodure de potassium et permettre un traitement mixte qui vaut bien le traitement mixte classique.

OBSERVATIONS

OBSERVATION I (personnelle) (1).

Robin, Louis, marchand de quatre saisons, 17 ans, entre le 19 novembre 1892, salle 8, lit 22, dans le service de M. Balzer.

Chancres syphilitiques du prépuce et sous-préputiaux; plaques muqueuses de la bouche et des lèvres; plaques hypertrophiques de l'anus; syphilides entre les orteils.

Ni albumine, ni sucre; dents en assez bon état. Nous le soumettons aux piqûres de salicylate de mercure et nous lui faisons la première dans la fesse droite le 25 novembre. La douleur vive a persisté plusieurs heures.

Le 2 décembre. — Injection intra-musculaire dans la fesse gauche, douleur moins vive; amélio-

1. Nous aurions pu rapporter ici un plus grand nombre de faits en utilisant les observations antérieures de M. Balzer faites à l'hôpital du Midi. Plusieurs malades ont été traités par les injections de salicylate de mercure, mais nous avons voulu utiliser plus particulièrement les observations recueillies par nous spécialement pour ce travail.

ration très appréciable. Le 13 décembre guérison et exéat après 4 injections de 0,05 centigrammes.

OBSERVATION II (personnelle).

Lallement Victor, 18 ans, marinier, entre le 3 décembre 1892, salle 8, lit 39, service de M. Balzer.

Date du début, mois de juillet 1892. Soigné très irrégulièrement.

Etat actuel. — Chancres syphilitiques sous-préputiaux, roséole, syphilide des bourses. Dents en bon état. Ni albumine ni sucre. Mis aux piqûres de salicylate de mercure le 6 décembre, le malade sort guéri le 20 décembre après avoir eu trois piqûres.

La douleur vive à la première injection, de moyenne intensité aux suivantes.

OBSERVATION III (personnelle).

Bouvet Ernest, 20 ans, serrurier, entre le 28 décembre 1892, salle 8, lit 26, service de M. Balzer. Soigné pour un chancre syphilitique de la verge il y a trois mois dans le service de M. Mauriac.

Actuellement. — Roséole et syphilides papuleuses, plaques muqueuses des lèvres, de la langue et de la gorge, syphilides de l'anus.

Ni albumine, ni sucre. Dents en bon état. Soumis aux injections de salicylate de mercure le 29 décembre, le malade sort guéri le 10 janvier 1893 après avoir eu trois piqûres.

OBSERVATION IV (personnelle).

Renard Hippolyte, 30 ans, infirmier, rentre le 9 novembre 1892, salle 7, lit 3, service de M. Balzer.

Chancre syphilitique, fin de juillet 1892, traité par les pilules.

Actuellement. — Roséole en voie de disparition et quelques papules, stomatite mercurielle avec ulcérations des joues et de la langue, syphilides pigmentaires du cou.

Le malade est soumis d'abord au traitement de la stomatite, puis aux pilules, lorsque le 28 novembre il lui survint une iritis de l'œil gauche.

On lui fait continuer encore les pilules jusqu'au 10 décembre, époque à laquelle nous le mettons aux injections de salicylate de mercure.

Nous lui faisons quatre injections et il sort guéri le 3 janvier 1893.

OBSERVATION V (personnelle).

Redon Henri, 28 ans, cocher-livreur, entre dans le service de M. Balzer, le 19 novembre, salle 7, lit 13.

Date du début. — Chancre syphilitique de la rainure et de la verge le 13 janvier 1892.

Plaques muqueuses de la gorge, des lèvres et de l'anus le 13 avril 1892.

Après quelques jours de pilules nous le soumettons aux piqûres de salicylate de mercure le 25 novembre et le malade sort absolument guéri le 20 décembre après trois injections. La douleur presque nulle. Pas d'albumine ni sucre dans les urines.

OBSERVATION VI (personnelle).

Gomme Albert, 18 ans, maroquinier, entre dans le service de M. Balzer, le 23 novembre 1892, salle 8, lit n° 14.

Chancre il y a trois mois. Roséole, syphilides des bourses et de l'anus; plaques muqueuses de la gorge. Dents en excellent état. Pas d'albumine ni sucre.

La première injection faite le 25 novembre, le malade sort amélioré, après deux piqûres le 9 décembre.

OBSERVATION VII (personnelle).

Merle Antoine, 23 ans, employé de commerce, entre dans le service de M. Balzer, le 31 décembre 1892, salle 7, lit n° 13.

Chancre syphilitique du prépuce il y a trois mois. Syphilides de la verge et de l'anus. Plaques muqueuses des lèvres, de la langue et de la gorge.

Le malade a reçu, dans le service de M. Balzer, le 4 octobre 1892, une injection d'huile grise. Dents en bon état. Pas d'albumine ni sucre dans les urines. La première piqûre faite le 23 décembre, le malade sort complètement guéri, après trois injections, le 6 janvier 1893. La douleur intense à la première piqûre a été presque nulle aux suivantes.

OBSERVATION VIII (personnelle).

Mulot, 28 ans, cocher-livreur, entre le 28 décembre 1892, salle 6, lit n° 37, dans le service de M. Balzer.

Grand chancre syphilitique avec œdème de la verge de deux mois.

Roséole, syphilitiques et papules.

Le 29 décembre première injection de salicylate de mercure. Le malade sort le 14 janvier 1893 ayant eu trois injections; il n'en a pas beaucoup souffert et se trouve guéri. Dents en bon état. Pas d'albumine ni sucre dans les urines.

OBSERVATION IX (personnelle).

Hochnycz, 22 ans, employé de commerce, entre dans le service de M. Balzer, le 21 décembre 1892, salle 8, lit n° 27.

Chancre syphilitique de la rainure de 12 jours. Roséole. Bubon gauche, blennorrhagie récente. Pas d'albumine ni sucre dans les urines. Nous lui faisons la première injection le 23 décembre et après une deuxième piqûre le malade sort complètement guéri le 7 janvier 1893.

Le malade a beaucoup souffert à la première injection.

OBSERVATION X (personnelle).

Rhul Henri, 19 ans, serrurier, entre le 30 novembre 1892, salle 8, lit n. 33, dans le service de M. Balzer.

Chancre syphilitique de la verge, traité à Saint-Louis il y a cinq mois.

Adénopathie double. Plaques muqueuses des lèvres, de la gorge, de la langue et des bourses. Pas d'albumine ni sucre dans les urines. Dents en bon état. A la première injection le malade a beaucoup souffert ; les suivantes ont été très bien supportées. Le malade après quatre injections sort amélioré le 23 décembre.

OBSERVATION XI (personnelle).

Fareny, 32 ans, journalier, entre dans le service de M. Balzer, salle 8, lit n. 20, le 21 décembre 1892.

Chancre syphilitique du gland d'un mois. Bubon gauche suppuré. Pas d'albumine ni sucre dans les urines. Dents en bon état.

Nous le soumettons aux injections de salicylate de mercure le 23 décembre et après deux injections le malade était guéri le 3 janvier 1893, lorsqu'il lui survient un ictère probablement syphilitique. Le malade perd l'appétit, la température monte à 38° les matières fécales se décolorent. On suspend les piqûres et on le met aux pilules.

Les jours suivants le malade allait bien et le 17 janvier il sort guéri, tous les symptômes de la maladie ayant disparu sauf la coloration ictérique de la peau.

OBSERVATION XII (personnelle).

Mélanie Raoul, 30 ans, journalier, entre dans le service de M. Balzer, salle 8, n. 40, le 3 décembre 1892.

Chancre syphilitique de la rainure. Roséole. Plaques muqueuses de la gorge et de l'anus. Pas d'albumine ni sucre dans les urines.

La première injection faite le 4 décembre, il sort guéri après avoir eu deux piqûres le 13 décembre. Le malade a très bien supporté les injections.

Nous avions commencé à rapporter nos observations tout au long et telles que nous les avions prises dans le service. Mais nous avons renoncé à le faire pour la plupart : outre que nous aurions allongé cette thèse outre mesure et cela sans aucun profit pour personne. Nous avons craint de fatiguer l'attention de nos lecteurs. Nous avons donc éliminé tous les détails n'ayant pas absolument trait à la syphilis, tels que les antécédents héréditaires ou personnels, ou tels que les maladies contingentes.

Nous avons aussi omis à dessein de parler du traitement local de la syphilis : il est bien clair pour tout le monde que chaque fois que nous avons soigné des plaques muqueuses par le salicylate de mercure nous n'avons pas pour cela négligé de les toucher au nitrate d'argent et de les panser antiseptiquement.

Dans toutes nos observations nous n'avons eu ni abcès, ni stomatite, ni fièvre, ni accidents locaux sérieux ou même simplement pénibles.

Nous n'avons pas voulu répéter cela à propos de chaque malade : aussi le disons-nous une fois pour toutes.

CONCLUSIONS

I. — Le salicylate de mercure est une préparation qui s'emploie le plus souvent à l'état insoluble dans le traitement de la syphilis.

II. — On doit le porphyriser, le laver à l'alcool bouillant et le dessécher à l'étuve avant de l'incorporer dans l'huile.

III. — La formule de l'injection est :

Huile de vaseline : 10 centimètres cubes.
Salicylate de mercure : 1 gramme.

IV. — On injecte habituellement à la fois 5 centigrammes de salicylate de mercure.

V. — L'intervalle qui sépare chaque injection est en général de cinq jours.

VI. — Le lieu d'élection pour les injections est : la fesse derrière les grands trochanters en plein muscle (région de Smirnoff). On pourrait aussi faire les injections dans le dos à l'exemple de Lang.

VII. — Injecté dans les muscles, il détermine une réaction inflammatoire très-limitée, sans dommage sérieux pour les tissus. On retrouve le mercure dans les urines dès les premières 24 heures.

VIII. — La douleur de l'injection est modérée

en général, mais elle semble être plus intense que celle produite par l'injection de l'huile grise.

IX. — Le salicylate de mercure ne donne ni abcès, ni stomatite, ce qui permet d'ériger les injections de salicylate de mercure en méthode de traitement de la syphilis au moins pour les poussées de manifestations secondaires.

X. — Deux à quatre injections de 5 centigrammes sont en général suffisantes pour traiter les accidents primitifs secondaires ou tertiaires en cours d'évolution, mais non pour empêcher les récidives. Dans plusieurs cas nous avons été frappé de voir avec quelles faibles doses on arrive à faire disparaître les lésions syphilitiques au moyen des injections.

XI. — Les injections de salicylate de mercure agissent rapidement sur les accidents secondaires et tertiaires ; elles sont très-actives et peuvent à ce point de vue être placées sur le même rang que les frictions. Elles paraissent plus actives que les injections d'huile grise et peuvent être placées à peu près au même rang que les injections de calomel.

XII. — Elles sont contre-indiquées chez les albuminuriques et chez les individus dont l'état de la bouche et des dents est trop défectueux.

XIII. — De même que les injections mercurielles, en général, elles sont indiquées pour faire disparaître promptement les accidents. Elles constituent une méthode dont l'emploi est transitoire, car après avoir triomphé des manifestations les plus intenses, il n'est plus nécessaire de continuer une médication aussi active. Le traitement par ingestion devient alors très-suffisant pour combattre l'infection syphilitique pendant le temps voulu.

XIV. — Les phénomènes locaux sont le seul inconvénient à redouter des injections de salicylate de mercure. Mais ils ne sont pas assez pénibles pour en arrêter l'emploi, surtout chez les malades hospitalisés et chez ceux qui peuvent facilement garder le repos. Les accidents locaux se trouvent alors réduits à un minimum facilement tolérable.

BIBLIOGRAPHIE

Arnaud. — Traitement de la syphilis par les injections sous-cutanées de succinimide de mercure. Thèse de Paris, 1892.

Balzer et Klumpke. — De l'élimination du mercure par les urines pendant et après le traitement mercuriel. Revue de médecine, 1888.

Balzer. — Recherches expérimenta'es sur les injections d'huile grise et d'oxyde jaune de mercure. Bulletin de la Société de biologie, 1888.

Briend. — Traitement de la syphilis par les injections d'huile grise. Thèse de Paris, 1888.

Ca're. — Traitement de la syphilis par les injections sous-cutanées de calomel. Thèse de Montpellier, 1887.

Cochery. — Traitement de la syphilis par les injections sous-cutanées de benzoate de mercure. Thèse de Paris, 1890.

Duprat. — De l'action physiologique du salicylate de mercure. Société de biologie, 1886.

Eich. — Die Behadung der syphilis. Thérapeut. Monatsh. 1889.

Fournier. — Traitement de la syphilis, 1893.

Epstein. — Archiv. für dermatologie und syphilis. Ausgegeben am 15 april 1892, p. 403.

Iadassohn et Zeising. — Des injections de salicylate et de thymate de mercure dans le traitement de la syphilis. Revue de Hayem, 1889, p. 205.

Lajou et Grandval. — Du salicylate de mercure. Journal de pharmacie et chimie, 1882, V, p. 39.

Lesser-Petersen. — Archiv. für dermatologie und syphilis. Ausgegeben am 15 april 1892, p. 402.

Neumann.— Sur l'action du salicylate de mercure dans la syphilis constitutionnelle. Revue de Hayem, 1889, p. 580.

Plumert (A.). — De l'emploi thérapeutique du salicylate de mercure. Revue de Hayem, 1889, p. 205.

Silva-Araujo. — Le salicylate de mercure et ses applications. Journal de pharmacie et médecine, 1887.

Sibilat. — Traitement de la syphilis par la méthode de Scarenzio. Thèse de Paris, 1888.

Schwimmer. — Traitement de la blennorrhagie par le salicylate de mercure. Bulletin médical, 1889, p. 379.

Szadek. — Sur l'emploi du salicylate de mercure dans la pratique syphilidologique. Revue de Hayem, 1888, p. 573.

Stoenesco. — Tratamentul sifilidelor secondare prin injectiuni intra-musculare cu salicylate de mercur Spitalul, 1890.

Welander. — Ueber di behadlung der syphilis unt injektionen von Thymol-und salicylqueksilber. Archiv. für dermatologie und syphilis, 1889, p. 453.

Vacher (d'Orléans). — Du salicylate de mercure comme agent antiseptique. Bulletin médical, 1890, p. 1131.

TABLE DES MATIÈRES

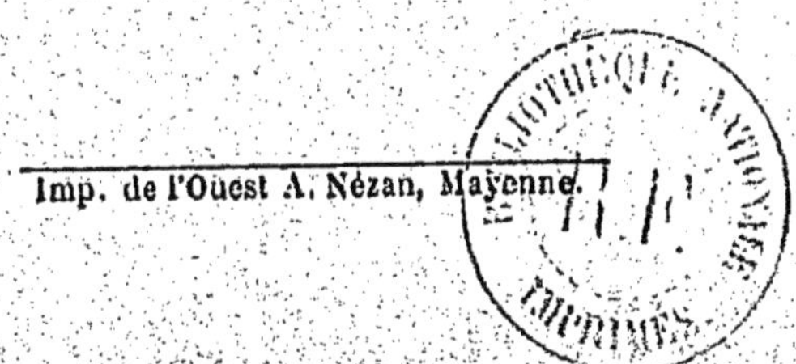

Imp. de l'Ouest A. Nézan, Mayenne.

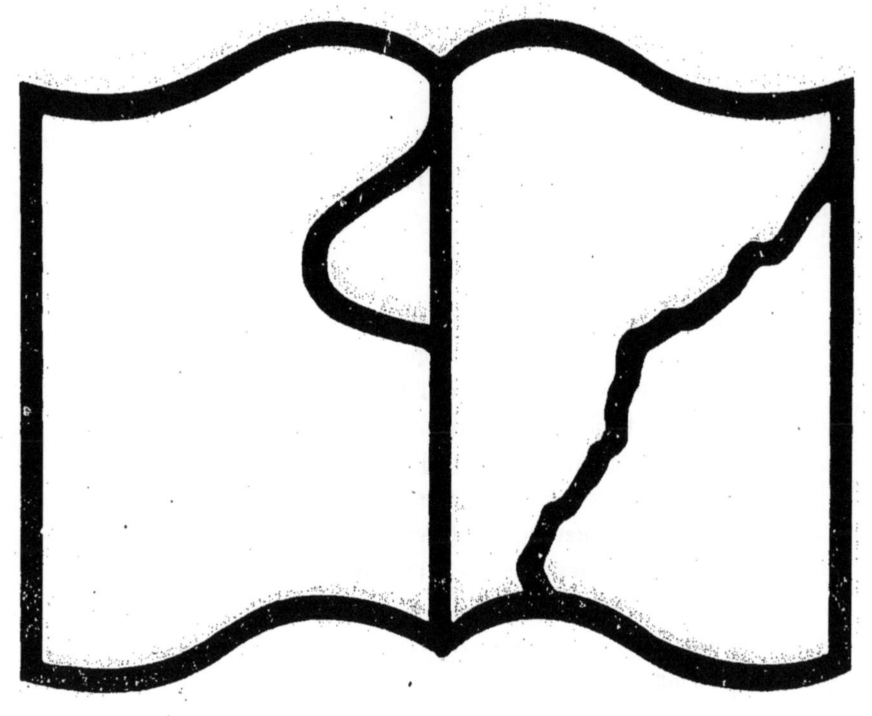

Texte détérioré — reliure défectueuse

NF Z 43-120-11

www.ingramcontent.com/pod-product-compliance
Ingram Content Group UK Ltd.
Pitfield, Milton Keynes, MK11 3LW, UK
UKHW012109240726
13965UKWH00004B/1655